DES

INHUMATIONS

PRÉCIPITÉES.

DES
INHUMATIONS
PRÉCIPITÉES;

ÉPREUVE INFAILLIBLE POUR CONSTATER LA MORT;

MOYENS DE RAPPELER A LA VIE DANS LES CAS DE MORT APPARENTE

causée

PAR L'ÉTHER, LE CHLOROFORME, LA SUBMERSION, LE CHARBON, ETC.,

ET TOUS LES GENRES D'ASPHYXIE ET DE SYNCOPE,

PAR

Le Docteur CRIMOTEL, de Tilloy,

de la Faculté de Paris.

A PARIS

CHEZ L'AUTEUR,
Rue Saint-Honoré, 341, ou du Mont-Thabor, 6.

ET CHEZ J.-B. BAILLIÈRE,
LIBRAIRE DE L'ACADÉMIE DE MÉDECINE, RUE HAUTEFEUILLE, 19.

A LONDRES, chez H. BAILLIÈRE, 219, Regent-Street.

DES

INHUMATIONS

PRÉCIPITÉES;

ÉPREUVE INFAILLIBLE POUR CONSTATER LA MORT; MOYENS DE
RAPPELER A LA VIE DANS LES CAS DE MORT APPARENTE CAUSÉE
PAR L'ÉTHER, LE CHLOROFORME, LA SUBMERSION, LE CHARBON,
ET TOUS LES GENRES D'ASPHYXIE ET DE SYNCOPE.

AVANT-PROPOS.

Il est une pensée mille fois plus triste, mille fois plus
horrible que celle de la mort, c'est celle d'être enterré
vivant. Je n'entreprendrai pas ici de faire l'effrayante des-
cription des angoisses, des convulsions, du désespoir
frénétique auquel se trouve en proie le moribond qui
s'éveille dans la tombe, lorsque après avoir cherché quelques instants à se rendre compte de son état, il sent les
plis d'un linceul, les bornes étroites d'un tombeau et
mesure toute l'étendue de son indicible malheur. Quel
pinceau pourrait retracer les tortures atroces de cet in-
fortuné qui, voulant vivre encore, se déchire les ongles
et les mains contre les murs de son étroite prison, et qui
ensuite, appelant la mort à grands cris, se ronge les bras
et se brise le crâne? Son dernier refuge, son unique

témoin, Dieu seul connaît les souffrances d'un martyre aussi épouvantable.

Lorsqu'on lit dans les feuilles périodiques, et cela n'est pas rare, que des individus ont été rappelés à la vie au moment où la pierre allait se fermer sur eux, on ne considère ces faits que sous le point de vue qu'ils ont d'intéressant pour la personne qui a échappé ainsi à la mort, et l'on ne songe point assez aux malheureux, mille fois plus nombreux peut-être, qui n'ont rouvert les yeux que pour périr ensuite d'un genre de mort dont l'idée seule fait frémir.

L'incertitude des signes de la mort est, comme on le devine facilement, la seule cause de ces funestes méprises. Aussi cette grave question a-t-elle de tout temps excité l'attention des philosophes et des médecins. Démocrite, Héraclide de Pont, Valère-Maxime, Pline, et dans les temps modernes Winslow, professeur à la faculté de Paris, qui lui-même avait été enseveli deux fois, Bruhier, qui dans son ouvrage cite cinquante-deux personnes enterrées vivantes, et plusieurs autres qui ont péri sous le couteau du chirurgien, etc.; Lancisi, Louis, Hufeland, Nysten, Marc; de nos jours enfin MM. Orfila, Devergie, Villermé, etc., ont essayé d'indiquer les signes au moyen desquels on pouvait reconnaître la mort réelle.

Cela n'empêche pas que des médecins instruits et attentifs ne se soient cruellement trompés à cet égard. Tout le monde connaît l'histoire d'André Vésale qui, en faisant l'autopsie d'un gentilhomme espagnol, découvrit que le cœur palpitait encore. Et cependant ne semble-t-il pas qu'il se soit cru autorisé à le croire réellement décédé, puisqu'il avait suivi sa maladie, et avait pu observer chez lui tous les signes pronostics et diagnostics de la mort?

Les précautions qu'on prend pour s'assurer des décès sont-elles différentes maintenant de ce qui se faisait autrefois? les inhumations sont-elles retardées comme elles devraient toujours l'être dans certains cas? emploie-t-on enfin aujourd'hui quelque épreuve certaine, infaillible, pour s'assurer que la mort n'est pas douteuse? Les erreurs trop fréquentes signalées de nos jours, ne montrent que trop qu'il n'est personne qui puisse se flatter de ne pas être enterré vivant.

En présence d'un tel état de choses, nous avons regardé comme un devoir d'humanité d'examiner de nouveau la valeur de chacun des signes caractéristiques de la mort, et de chercher enfin s'il n'y aurait pas un moyen de la constater d'une manière positive et indubitable.

L'étude spéciale que nous avons faite de l'électricité et des propriétés des courants galvaniques et magnétiques appliqués à l'homme en santé, à l'homme malade et à celui qui vient de mourir, nous a mis sur la voie. Les travaux de Nysten et de Marc ont servi à nous diriger, et nous sommes arrivés à cette conclusion : *que l'épreuve par le galvanisme est dans tous les cas un moyen certain et infaillible pour s'assurer de la réalité du décès.*

Le fluide électrique, comme nous l'avons démontré ailleurs (1), a une analogie si frappante avec le fluide nerveux, que ces deux principes ont été considérés comme identiques par plusieurs physiologistes. Aussi les courants galvaniques et magnétiques, en leur qualité de stimulants spéciaux du système nerveux, ont-ils encore l'immense

(1) Voir notre ouvrage intitulé : *Électricité, galvanisme et magnétisme, appliqués aux maladies nerveuses et chroniques.*

avantage de rappeler à la vie, mieux que tout autre moyen, les individus tombés dans un sommeil léthargique. Et nous avons l'intime conviction qu'en les employant sur les individus qui meurent subitement, sur les noyés, sur les asphyxiés par le charbon, par le chloroforme, etc., on parviendra souvent à réveiller en eux un reste de vie qui sans cela finirait par s'éteindre complétement, ou, ce qui est plus affreux, ne se manifesterait spontanément que lorsque déjà ils seraient plongés dans le sépulcre.

L'électricité nous fournit donc le double moyen : 1° de constater la mort d'une manière indubitable, 2° de rappeler à la vie dans le cas de mort apparente.

Nous osons espérer que ce travail ne sera pas inutile, et que l'autorité supérieure, à laquelle nous le soumettrons, voudra bien l'examiner. Nous avons de plus la confiance qu'elle prendra les mesures nécessaires pour prévenir désormais les méprises si funestes que nous avons signalées.

CHAPITRE 1.

Observations et faits.

On frissonne d'horreur en lisant l'ouvrage de Bruhier, écrit en 1740, sur l'incertitude des signes de la mort. Il rapporte avec détail cent quatre-vingt-un faits, parmi lesquels il cite cinquante-deux personnes enterrées vivantes, cinquante-trois revenues à la vie après avoir. été enfermées dans le cercueil, soixante-douze réputées mortes sans l'être, et qui sont sorties de leur sommeil léthargique avant qu'on les ensevelît, quatre enfin ouvertes par le chirurgien avant leur mort ; et combien de faits semblables ne pourrait-on pas y ajouter aujourd'hui !

Valère-Maxime et Pline le naturaliste rapportent que le consul Aviola recouvra l'usage de ses sens lorsqu'il était sur le bûcher qui devait le consumer, mais qu'il ne put être retiré assez tôt et périt dans les flammes.

Vésale, médecin de Charles-Quint, eut deux fois le malheur, en faisant des autopsies, de reconnaître que le cœur palpitait encore. Une femme tombée en syncope se mit à crier au premier coup de scalpel, et il fut obligé pour expier cette faute involontaire de faire un voyage en Terre-Sainte en 1564.

A Cologne, le docteur Jean Scott, ce subtil scolastique, se rongea les mains et se brisa le crâne dans son tombeau. Le cercueil de Zénon l'Isaurien, empereur d'Orient, ayant été ouvert après sa mort, on découvrit qu'il s'était mangé les bras.

N'est-il pas permis de supposer que ce sont des faits semblables qui ont fait admettre l'existence des vampires et du claquement des mâchoires que les morts font quelquefois entendre. Il existait autrefois en Allemagne une croyance populaire qui n'était que trop fondée, mais qui était dénaturée par la superstition. On racontait que plusieurs personnes après leur mort, les femmes surtout, grincent les dents, mâchent leur linceul et tout ce qui est à leur portée, quelquefois même leur propre chair, et l'on ajoutait que c'était là un présage annonçant la mort de quelque proche parent. Dans certaines localités, la déchirure des linceuls et la morsure des bras étaient attribuées aux vampires dont l'idée seule faisait frémir. On vit des auteurs, sans chercher à expliquer ce fait qu'ils ne pouvaient nier, se livrer à des dissertations (*de masticatione mortuorum*, 1728) ayant pour but de démontrer seulement que cette mastication ne cause point la mort des parents, et que si elle arrive dans l'année, elle en est indépendante. Afin de l'éviter toutefois, on conseillait de mettre une motte de terre sous le menton des personnes qu'on enterrait, ou bien une petite pièce d'argent, ou mieux encore de leur serrer le cou avec un mouchoir, ce qui, comme le fait remarquer un auteur contemporain plus judicieux, était l'expédient le plus propre à empêcher la mastication, en empêchant le retour à la vie : Car il ne doute pas, dit-il, que ceux qui mâchent dans le tombeau, n'y aient été mis vivants. Il fait aussi cette réflexion, qu'en France le nombre des morts qui mâchent doit être beaucoup plus considérable qu'en Allemagne, parce qu'on y prend beaucoup moins de précautions pour s'assurer de la réalité du décès. Et si cela arrive plus souvent aux femmes qu'aux hommes, ajoute-t-il, c'est que les femmes ayant le système nerveux plus sensible, sont beaucoup plus exposées aux accidents qui simulent la mort.

Le cardinal Spinosa, ministre de Philippe II d'Espagne, étant tombé en syncope, porta la main au rasoir du chirurgien qui l'ouvrait pour l'embaumer.

Terilli parle d'une noble dame espagnole morte à la suite de convulsions, et qui, au deuxième coup de scalpel, poussa un cri terrible et expira.

Ambroise Paré cite un fait semblable. Culien parle d'une autre qui resta six jours dans un état de mort apparente. Licétus parle aussi d'une dame qu'on croyait morte et qui ne revint à elle qu'au bout de dix jours.

Tous les auteurs ont cité François Civille, gentilhomme du temps de Charles IX, qui se qualifiait dans ses actes de trois fois mort, trois fois enterré et trois fois ressuscité par la grâce de Dieu.

Le célèbre anatomiste Winslow, professeur à Paris, avait lui-même été deux fois enseveli, et c'est sans doute ce qui lui inspira la thèse remarquable qu'il a publiée à ce sujet.

Il parle dans cette thèse d'une dame d'Orléans enterrée avec une bague au doigt, et qui fut reveillée au moment où un domestique qui venait pour ravir cette bague lui coupa le doigt, ne pouvant la faire couler. Elle vivait encore six ans après cet événement.

Philippe Peu, accoucheur à Paris, faisant l'opération césarienne chez une femme qu'on croyait morte, la vit revenir à elle sous les coups de son bistouri.

Rigaudeaux, accoucheur à Douai, parle d'une dame qui mourut dans les efforts d'un enfantement laborieux. Il l'accouche d'un enfant né-mort, qu'avec des soins il ramène à la vie. Il quitte la maison et est fort étonné le lendemain d'apprendre que la mère, elle aussi, est sortie de sa léthargie.

On lit dans Bruhier que des femmes étant mortes sur le point d'accoucher, et ayant plus tard été exhumées, furent retrouvées ayant dans les bras un enfant qui avait vécu.

Lancisi, premier médecin du pape Clément XI, parle d'une dame de distinction qui recouvra le sentiment et le mouvement dans l'Eglise pendant qu'on y chantait son service. Saint-Augustin et Saint-Cyrille citent deux faits semblables arrivés de leur temps.

Pecklin, rapporte l'histoire d'un jardinier qui resta dans l'eau sous la glace pendant seize heures, et qu'on parvint à ramener à la vie.

Les religieux du mont Saint-Bernard, dont tout le monde connaît le zèle et le dévouement, ont souvent ranimé des malheureux ensevelis sous la neige et qui, sans des soins aussi empressés, auraient passé de la mort apparente à la mort réelle.

Amatus Lusitanus dit qu'une dame de Ferrare, qui aimait tendrement sa fille, ne voulut pas qu'on l'enterrât, parce qu'elle avait entendu dire que des personnes mortes d'une attaque d'apoplexie étaient revenues à la vie. Au bout de trois jours, elle eut le bonheur de la voir faire quelques mouvements, et bientôt elle eut recouvré la santé.

C'est surtout dans les épidémies que ces erreurs fatales ont lieu. Zacchias, médecin romain, raconte qu'un jeune homme, atteint de la peste, fut transporté à l'hôpital du Saint-Esprit, et tomba dans une syncope si complète qu'on le crut mort, et qu'on le jeta dans le tombereau qui transportait les cadavres dans le Tibre. Dans le trajet, il donna quelques signes de vie, et on s'empressa de le ramener à l'hôpital, où, quelques jours après, il tomba dans le même état. On l'examina alors avec beaucoup plus de soin que la première fois, et sa mort parut enfin si évidente qu'il fut jeté de nouveau dans le tombereau. Mais cette fois encore, le grand air sans doute et les mouvements de la voiture le rappelèrent à la vie; il fut reconduit à l'hôpital, d'où il sortit plus tard en parfaite santé.

Un fait analogue est rapporté par Simon Goulart dans une peste qui sévit à Cologne. Une femme qu'on avait enterrée fut réveillée de son sommeil léthargique par le fossoyeur, qui, la nuit suivante, venait pour ravir l'anneau qu'elle portait au doigt.

L'abbé Prévôt, auteur de Manon Lescaut, fut frappé d'apoplexie en traversant la forêt de Chantilly. La justice ordonna qu'il fût ouvert, afin de constater positivement le genre de mort auquel il avait succombé. Une incision elliptique faite sur la poitrine et le ventre fit jaillir un flot de sang, et le malheureux, poussant un cri déchirant, ne revit la lumière que pour expirer sous les yeux du médecin épouvanté.

A la fin d'octobre 1807, le sieur Deschamps, de La

Guillotière, près Lyon, mourut, et ses funérailles n'ayant pu avoir lieu au bout de vingt-quatre heures, furent remises au surlendemain. Ce jour-là, les assistants, frappés d'effroi, virent le corps se dresser dans son suaire et demander à manger. Deux faits de ce genre sont consignés dans le *Siècle* du 25 décembre 1842 et dans la *Presse* du 1er janvier 1843.

Perrégaud, mendiant de profession, fut trouvé mort ivre en novembre 1843, sur la route de Nantes à Vannes, près Sautron. Le lendemain, au moment où on allait l'ensevelir, il s'agite, questionne ceux qui l'entourent, se lève et s'enfuit à toutes jambes. (*Gazette des Tribunaux* du 15 novembre 1843.)

On lit dans une revue scientifique qu'un jeune Anglais, tombé dans une attaque de catalepsie, et ayant conservé la connaissance, se vit enterrer, exhumer, et ne put recouvrer la parole qu'au moment où l'on faisait la première incision pour le disséquer.

En décembre 1842, un habitant de la commune d'Eymet (Dordogne) ayant pris par ignorance une trop grande quantité d'opium, fut empoisonné. Deux saignées, pratiquées sur lui, ne donnèrent que quelques gouttes d'un sang épais et noir. On le crut mort, et il fut enterré. L'exhumation, faite quelques jours après, prouva que le maheureux avait été entèrré vivant; le sang avait baigné tout son cercueil, et il fut trouvé les traits tout convulsés et les membres crispés.

Un habitant du département de la Charente-Inférieure, étendu sur son lit de mort, devait être transporté au cimetière le lendemain. Pendant la nuit, la personne qui veillait près de lui s'endormit, et le feu ayant pris à ses vêtements, elle poussa des cris qui firent accourir tous les voisins; mais le feu, qui s'était communiqué à la paillasse du mort, l'avait réveillé de sa léthargie, et on le vit, comme un spectre, s'élancer à travers les flammes qui l'entouraient. Ceci se passait aussi en 1842.

Dans la même année, un cultivateur des environs de Neufchâtel fut trouvé mort dans sa grange, couché sur un tas de foin. Rien ne put le ranimer. Plus de vingt-quatre heures après, le moment de l'enterrer étant arrivé, on descendit le cadavre au moyen d'une échelle qui cassa et le fit tomber à terre. Cette brusque commotion suffit pour éveiller le prétendu mort, qui, le lendemain, était en état de reprendre ses travaux.

Nous pourrions citer des centaines de faits semblables; mais nous craindrions de lasser la patience de nos lecteurs, et nous en avons dit assez pour les engager à prendre, dans les cas douteux surtout, beaucoup plus de précautions qu'on ne l'a fait jusqu'à présent.

Pendant combien de temps après son réveil léthargique un homme peut-il vivre sous terre, enfermé dans son cercueil? Des calculs faits à ce sujet prouvent que la vie peut se prolonger depuis trois quarts d'heure jusqu'à plusieurs heures. Dans un caveau, elle peut persister pendant plusieurs jours. M. Lenormand raconte dans son ouvrage que le prince L., mort d'une maladie de langueur près de Florence, fut déposé tout habillé dans une bière non fermée, près d'une longue suite d'aïeux, dont les corps, grâce à la sécheresse et à la température constante du caveau, se conservaient parfaitement sans tomber en putréfaction. Un mois après, son fils, venant pour prier dans cet asile, veut en ouvrir la porte; mais il sent un obstacle qui la retient. Cet obstacle, c'était le cadavre du prince L., qui, les traits convulsés, et les mains déchirées et tordues dans les angoisses du désespoir, était venu mourir de faim contre cette porte qui ne devait plus s'ouvrir pour lui.

On s'est demandé aussi comment on pouvait vivre cinq, six, dix jours et plus dans un état de mort apparente sans prendre aucune espèce de nourriture. Il y a lieu de penser que ce phénomène se rapproche de celui des animaux hibernants, qui restent engourdis plusieurs mois sans manger. La vie est pour ainsi dire latente et toute concentrée dans les centres nerveux. La respiration et la circulation étant insensibles, les autres fonctions sont presque entièrement suspendues, et le corps peut ainsi se passer de réparation, puisque aucune déperdition n'a lieu.

Tous les jours, dira-t-on, on voit des noyés ou des asphyxiés par submersion, par strangulation ou par le charbon, dont la mort est réelle presque immédiatement; comment se fait-il alors que dans certains cas d'autres individus, soumis aux mêmes causes, puissent revenir à la vie, après avoir été pendant dix, vingt-quatre, trente-six heures et même plusieurs jours dans un état de mort apparente? L'explication en est facile. Les premiers ont péri par asphyxie, tandis que chez les seconds, la syncope, arrivée aussitôt l'accident, a empêché qu'il n'y ait asphyxie, ou du moins qu'elle ne soit complète. Et afin de nous faire mieux comprendre, voyons quelle est la différence qu'il y a entre la syncope et l'asphyxie. La syncope résulte de ce que le cœur *cesse de battre*, et comme il n'envoie plus ou presque plus de sang au cerveau pour le stimuler suffisamment, la respiration et toutes les autres fonctions sont suspendues. L'asphyxie, au contraire, provient primitivement de la suspension plus ou moins complète de la respiration ; la transformation du sang veineux en sang artériel cesse de se faire ; mais le cœur, *qui continue à battre*, n'envoie plus dans tous les organes qu'un sang noir, incapable d'entretenir leur action, et exerçant sur eux une influence délétère, qui attaque profondément leur vitalité. La syncope est donc quelquefois une circonstance heureuse. Lorsque, par exemple, elle a lieu chez un noyé aussitôt sa chute dans l'eau, le cœur ne battant plus, la respiration est aussi à l'instant même suspendue, et les phénomènes d'asphyxie n'ont pas lieu. Il peut alors être rappelé à la vie après un temps quelquefois très-long, parce que sos organes, qui n'ont pas été imprégnés de sang noir, ont pu conserver une vie latente, que le retour de la circulation et des stimulants convenables rendront active et manifeste. Nous verrons plus loin quels sont les moyens les plus propres pour atteindre à ce but.

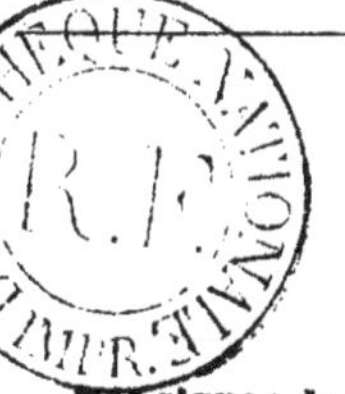

CHAPITRE II.

Des signes de la mort. — Épreuve infaillible pour s'assurer de la réalité du décès.

Plusieurs affections peuvent faire tomber dans un état de mort apparente ; telles sont : la syncope, l'asphyxie par submersion, par strangulation, par le charbon, l'éther, le chloroforme, etc., l'apoplexie, le tétanos, l'épilepsie, l'extase, la catalepsie, l'hystérie, la léthargie, certains empoisonnements, la congélation, les hémorrhagies, l'épuisement causé par un accouchement laborieux, l'asphyxie et la syncope des nouveau-nés, etc., et les exemples que nous avons rapportés montrent les déplorables erreurs auxquelles elles ont donné lieu.

De tout temps, avons-nous déjà dit, on a senti combien il serait important de posséder un signe certain qui permît de distinguer la mort réelle de la mort apparente. Les auteurs qui ont traité ce sujet ont tous reconnu que l'aspect cadavéreux de la face, le refroidissement et la lividité de la peau, la flexion des doigts, la perte de transparence de la main et des doigts, l'insensibilité aux brûlures et aux incisions, l'obscurcissement et l'affaissement des yeux, l'absence de la respiration et des vapeurs sortant de la bouche, etc., ne suffisaient pas pour établir la réalité du décès, puisque, d'une part, quelques-uns de ces signes ne se rencontrent pas toujours sur le cadavre, et que, d'un autre côté, ils ont été observés chez des individus qu'on a pu rappeler à la vie.

Restent cinq autres signes qui ont été regardés comme caractéristiques de la mort ; ce sont : l'absence des battements du cœur, la rigidité des membres, la putréfaction, la coloration verte des parois abdominales, l'absence de contractilité des muscles sous l'influence du galvanisme. Disons un mot sur le degré d'importance de chacun de ces signes :

1° L'absence complète des battements du cœur, prolongée pendant quelques minutes, permet, disent certains auteurs, d'affirmer que la vie n'existe plus. Mais ce signe n'a aucune valeur pratique, si l'on considère que des hommes d'une habileté spéciale n'ont pu reconnaître aucun battement du pouls ni du cœur dans certaines syncopes. Le cœur, disait le célèbre Louis, peut rester assez de temps dans un état languissant et avec des mouvements imperceptibles, et il ne faudrait pas conclure qu'une personne est morte parce que toute recherche de ce côté aurait été infructueuse. Un observateur habile, M. Brachet, de Lyon, a été dernièrement plus de vingt minutes sans constater le moindre frémissement du cœur chez un homme tombé en syncope. Cet état a quelquefois duré plusieurs heures et même des journées entières chez des malades qui ont ensuite recouvré la santé.

2° La raideur cadavérique est un signe certain de mort. Mais il est des cas d'asphyxie, par le charbon, par exemple, où elle n'apparaît que quatorze ou quinze heures après la mort; d'un autre côté on l'a quelquefois confondue avec la raideur convulsive de la catalepsie, du tétanos et de quelques noyés. Dans ces cas douteux, le médecin qui aura étudié la marche des phénomènes et les caractères distinctifs de cette raideur pourra *seul* ne pas commetre d'erreur à cet égard.

3° La putréfaction est aussi un signe certain de mort; mais, comme le fait remarquer M. le professeur Orfila, il faut qu'elle soit parfaitement établie. Un commencement de putréfaction ne suffit pas pour affirmer que la vie a cessé, puisqu'on a vu des personnes se rétablir, quoique la peau fût couverte de taches violettes et qu'elles répandissent une odeur infecte. Diverses circonstances, la saison froide, par exemple, peuvent, en la retardant, empêcher qu'on ne puisse profiter de ce signe caractéristique.

4° La coloration verte du ventre des cadavres est aussi un excellent signe de la mort réelle. Mais remarquons que cette coloration n'a pas lieu en hiver, à la température de 0 et au-dessous; qu'elle est assez tardive chez le vieillard et à une température peu élevée; ce qui fait que dans certain cas elle n'est évidente que trois jours et plus après la mort. Aussi quelques auteurs, dans le but de hâter la décomposition putride et de faire apparaître cette coloration, ont-ils conseillé d'élever la température de la chambre mortuaire et d'y répandre des vapeurs humides. Tout cela suffit pour démontrer que, dans beaucoup de cas, il est difficile sinon impossible de profiter de la valeur de ce signe.

5° *L'absence de contractilité des muscles sous l'influence du galvanisme permet d'affirmer d'une manière indubitable que la vie est complétement éteinte.* Nysten, Marc, **M. Orfila**, etc., sont de cet avis.

A la vérité les courants galvaniques et électro-magnétiques produisent, pendant quelque temps encore, des contractions musculaires lorsque la mort est réelle, et cela pendant cinq, six, dix, quinze heures, quelquefois vingt et vingt-quatre heures, suivant la force des sujets et le genre de mort. Ainsi, dans une fluxion de poitrine, la contractilité a persisté pendant quinze heures après la mort; chez deux apoplectiques, pendant douze heures; après une fièvre typhoïde datant de huit jours, pendant dix heures; dans d'autres maladies aiguës, pendant douze, dix-huit, vingt, vingt-quatre et jusqu'à vingt-sept heures; dans les maladies chroniques ou à forme lente, pendant un temps beaucoup moins long. Mais lorsque cette propriété cesse d'exister, ou même lorsqu'elle est considérablement diminuée, le décès n'est plus douteux. Tout bien considéré, dit **M. Marc**, d'accord en cela avec Nysten, *l'épreuve par le galvanisme est la plus sûre de toutes ; et les corps ne devraient jamais être portés en terre qu'après que la pile de Volta n'aurait plus produit d'effet sur eux.*

Nous aimons ici à citer le témoignage du docteur Marc, membre de l'Académie de médecine et autrefois médecin du roi, et dont personne ne contestera l'autorité, puisqu'en sa qualité de membre du conseil supérieur de santé et du conseil de salubrité, il a été à même de multiplier ses expériences dans les cas les plus variés.

« Il est extrêmement rare, dit-il, que passé vingt heures après la cessation de la vie la pile donne des contractions. Or, comme la loi ne permet d'inhumer que vingt-quatre heures après le décès, l'expérience dont il s'agit, entreprise quatre ou six heures avant l'inhumation, rassurerait pleinement sur le danger d'être enterré vif. S'il y avait encore de l'excitabilité, on devrait recourir à des tentatives qu'il ne serait pas impossible de voir parfois couronnées de succès (*Dictionnaire de médecine* en 21 vol. p. 270.)

Cette épreuve devient surtout indispensable lorsque la mort a été précédée de l'un de ces états maladifs qui peuvent avoir pour suite une mort apparente. L'inhumation ne doit être faite qu'après que toute contractilité galvanique est éteinte, dût-elle persister pendant plusieurs jours après le décès présumé.

Une minute suffit pour faire cette épreuve sur les muscles d'un cadavre, soit avec une pile, soit mieux encore avec un appareil magnéto-électrique ou volta-magnétique. Autrefois on faisait cette objection que l'incision de la peau pour arriver aux muscles répugnerait à beaucoup de familles; mais comme nous l'avons déjà dit dans notre Traité sur l'électricité appliquée aux maladies nerveuses et chroniques, on est arrivé aujourd'hui à pouvoir stimuler les nerfs et les muscles situés profondément, et cela sans la moindre incision ni piqûre, sans la moindre altération de l'épiderme.

Lorsque la putréfaction est bien établie, lorsque la coloration verdâtre du ventre est bien prononcée, ou enfin lorsque le malade a succombé à une blessure incompatible avec la vie, il est évident que toute expérience devient inutile.

Certaines paralysies, comme nous l'avons vu dans l'ouvrage cité plus haut, entraînent, même pendant la vie, la perte de la contractilité musculaire électrique; il faudra donc, chez ceux qui auraient été dans ce cas, étudier cette propriété sur les parties du corps qui n'étaient pas atteintes de paralysie.

Le moyen que nous proposons ne tardera pas, nous l'espérons, à être adopté par les familles ou même prescrit par l'autorité supérieure. L'application en sera toujours facile dans les villes, mais dans beaucoup de campagnes on manquera souvent d'un appareil ou d'un homme en état de le faire fonctionner. Il faudra donc, en l'absence du galvanisme, attendre que la putréfaction soit bien manifeste et ne laisse plus aucun doute. Malheureusement, bien que la loi ne défende pas de retarder l'inhumation deux, trois jours et plus, il est rare que l'on profite de cette latitude, la présence d'un cadavre venant ajouter aux angoisses des familles et faisant craindre que les émanations putrides n'exercent une funeste influence sur la santé.

Dans plusieurs comtés de l'Angleterre et dans beaucoup de pays de l'Europe, il est défendu d'inhumer avant soixante-douze heures.

Plusieurs gouvernements ont défendu l'inhumation avant que la putréfaction soit manifeste, et afin d'obvier aux inconvénients qui peuvent en résulter, ils ont établi dans toutes les localités et dans chaque cimetière des *Maisons mortuaires* destinées à recevoir les morts qui, après y avoir été convenablement disposés sur un lit et dans des couvertures, sont observés jusqu'au moment où la décomposition putride se manifeste. Chacun des doigts de leurs mains est passé dans des anneaux fixés à une chaîne aboutissant à une cloche d'alarme, que la plus légère traction peut faire sonner et éveiller ainsi le gardien. Le premier établissement de ce genre fut fondé à Weimar par le célèbre Hufeland, médecin du roi de Prusse, avec cette inscription : *Vitæ asylum dubiæ*. Sa thèse remarquable sur les inhumations précipitées avait, ainsi que celle de Winslow, répandu une terreur bien fondée dans toutes les classes de la société, et bientôt on vit dans toute l'Allemagne s'élever des maisons d'après le modèle de celle qu'il avait instituée. Mayence, Dresde, Berlin, Vienne, Francfort, etc., en possèdent depuis plus de cinquante ans, et il n'est pas aujourd'hui une localité de mille cinq cents âmes qui n'ait suivi cet exemple. On lit dans l'ouvrage de M. Lenormand, que dans l'espace de deux ans et demi dix personnes réputées mortes ont été rappelées à la vie dans la seule ville de Berlin. N'est-il pas permis de se demander si la ville de Paris, qui est presque cinq fois plus populeuse, ne présenterait pas dans le même intervalle quatre ou cinq fois plus de cas semblables ? Les

Maisons mortuaires, dit le même auteur, n'ont pas séulement l'avantage d'arracher quelques infortunés au malheur épouvantable d'être enterrés vifs, mais elles peuvent prévenir bien des crimes qui restent impunis, car elles permettent de découvrir les empoisonnements et les autres genres de mort violente beaucoup plus facilement qu'il n'est possible de le faire dans les familles, où les convenances et une certaine retenue empêchent le médecin des morts de se livrer à toutes les investigations nécessaires. Beaucoup de personnes connaissent l'histoire de ce fossoyeur trouvant un crâne dans lequel une main homicide avait enfoncé un long clou qui avait dû causer une mort instantanée.

En France, on a senti comme ailleurs que, dans bien des cas, le terme de vingt-quatre heures fixé par l'article 77 de notre code civil était insuffisant. Dès l'année 1792, le comte Berchtold avait essayé de fixer l'attention de l'assemblée nationale sur l'utilité d'établir en France des maisons mortuaires. Un projet du même genre fut, il y a quelques années, proposé au préfet de police à Paris, mais les frais considérables, l'entretien du personnel, et le peu de confiance dans les mercenaires chargés de ce service, en ont empêché l'adoption.

Nous sommes persuadés que l'Allemagne ne tardera pas à prescrire l'épreuve galvano-magnétique dans ses maisons mortuaires; car on évitera ainsi les inconvénients de l'encombrement et de la décomposition putride.

A Paris et dans toutes les localités importantes, cette épreuve pourrait se faire, soit dans les familles, soit dans des maisons mortuaires. Dans les endroits où il n'y aurait pas d'appareil pour cela, on pourrait défendre l'inhumation avant que la putréfaction ait été constatée, soit dans la maison du défunt, soit dans une petite maison mortuaire, par un médecin ou par trois personnes préposées à cet effet.

Espérons que le gouvernement actuel, qui ne se laisse arrêter par aucune considération, lorsqu'il s'agit de progrès humanitaires et moraux, étudiera de nouveau ces importantes questions ; espérons que l'autorité supérieure prendra bientôt les mesures nécessaires qui lui paraîtront les plus pratiques pour rassurer complétement les citoyens sur les dangers des inhumations précipitées.

En attendant, nous ne saurions trop engager les familles à entourer de quelques soins la personne qui vient de mourir ; à la laisser sur un lit, entre des couvertures, dans un endroit sain, sans lui couvrir la figure comme on le fait souvent ; enfin à ne procéder à l'inhumation qu'après qu'un médecin a constaté, d'une manière indubitable, que la vie a cessé.

Plusieurs savants ont exprimé par testament qu'on agît ainsi à leur égard. Lorsque, en 1786, Thouret, doyen de la faculté de médecine de Paris, présidait à l'assainissement de l'ancien charnier des Innocents, il remarqua plusieurs squelettes, dont la position, ainsi que les poignées de cheveux qu'ils avaient dans les mains, firent supposer qu'ils étaient ceux de personnes enterrées vives. La terreur que ce souvenir lui inspirait le porta à ordonner dans son testament que toute espèce de précautions fussent prises pour lui épargner une si horrible destinée. Le docteur Vigné, de Rouen, mort il y a quelques années, avait pris les mêmes dispositions.

CHAPITRE III.

Moyens de rappeler à la vie dans les cas de mort apparente.

Etudions maintenant les moyens les plus efficaces de rappeler à la vie lorsque la mort n'est qu'apparente.

Les secours varient nécessairement suivant l'affection qui a produit cet état. Dans tous les cas, on doit se proposer de favoriser le retour de la respiration, de la circulation, de la sensibilité et du mouvement, et c'est dans ce but qu'on emploie les frictions, les sinapismes, les affusions froides sur le visage, la chaleur, le chatouillement du nez et de la gorge, les inspirations stimulantes, les insufflations d'air dans les poumons, les cordiaux, etc. Ces secours ne devront pas être négligés, et il faudra les continuer avec persévérance : car, comme nous l'avons vu, il est des malades qui n'ont pu être rappelés à la vie qu'après six, dix, vingt-quatre heures et plus, de soins assidus.

Mais l'agent le plus héroïque et le plus efficace est encore ici le fluide électrique qui, plus qu'aucun autre, jouit de la propriété de stimuler le système nerveux engourdi. Les courants galvaniques et magnétiques ont bien souvent, en effet, procuré des succès prompts et qu'on peut appeler prodigieux, dans des cas où tous les autres stimulants étaient restés impuissants.

M. Leroy d'Etiolles avait déjà conseillé l'emploi du galvanisme dans l'asphyxie ; MM. Grisolle, dans son *Traité classique de Pathologie interne*, Hallé, Marc, Andral, Pouillet, Magendie, etc., sont du même avis; et M. le professeur Pelletan avait même émis le vœu que l'autorité joignît une pile aux moyens dont on se sert pour ranimer les noyés et les asphyxiés.

La stimulation des nerfs phréniques et du diaphragme sera un moyen puissant de rétablir la respiration. Jusqu'à ces derniers temps on n'avait pu tirer de l'électricité toutes les ressources qu'elle peut offrir dans le traitement de la mort apparente, puisque les courants électromagnétiques, mal étudiés, n'avaient pu être appliqués à la médecine. Aujourd'hui on peut, sans faire courir le moindre danger au malade, les rendre assez énergiques pour produire une excitation qui surpasse celle des sinapismes, des vésicatoires et même du fer rouge, et ils ont sur ces derniers l'immense avantage d'agir instantanément et de pouvoir être portés successivement sur plusieurs points : le cœur, les extrémités, les côtés de la poitrine, du cou, etc.

Dans les observations que nous avons notées on a vu des individus revenir à la vie au moment où le chirurgien, procédant à l'autopsie, faisait une incision dans les chairs, et c'est ce qui a porté plusieurs personnes à exprimer dans leurs dernières volontés qu'on leur fît une incision ou une brûlure après leur mort. Mais ce moyen ne produit souvent aucun effet dans certaines léthargies, et n'en avons-nous pas tous les jours des exemples sur ceux qui subissent une opération pendant le sommeil produit par l'éther ou le chloroforme ? De tout temps on a reconnu l'insuftisance des opérations de chirurgie les plus cruelles. Beaucoup d'individus qui ont été ouverts vivants n'ont donné de signes de vie que lorsque déjà le nombre et la gravité des incisions avaient rendu leur mort infaillible. Vésale n'a reconnu la vie chez son malade que lorsque déjà il avait mis le cœur à découvert. Remarquons de plus que l'incision et la brûlure ne sauraient être faites sur toutes les parties du corps, et il peut arriver que dans un cas de mort apparente on se soit adressé à une partie qui ait déjà réellement perdu sa sensibilité. On voit ressortir de nouveau la supériorité des courants électro-magnétiques, dont la douleur égalant celle du fer et du feu peut être portée sur tout le corps, sans rien désorganiser et sans laisser aucune trace. Ils ont donc le double avantage d'être une épreuve infaillible pour constater l'état de mort apparente ou réelle, et de ranimer en même temps la sensibilité et le mouvement lorsque la vie n'est pas éteinte (1).

Nous avons fait plusieurs fois l'expérience suivante : Deux lapins de même âge et de même force ayant été plongés dans l'eau jusqu'au moment où ils ne donnaient

(1) L'électricité, ce fluide dont rien dans la nature n'égale la puissance, devient entre les mains d'un praticien exercé, un agent soumis dont il peut graduer les effets avec une précision qu'on ne rencontre dans aucun autre médicament. Si lorsqu'il s'agit de réveiller la sensibilité dans les paralysies et la léthargie, elle peut causer une excitation plus efficace que celle du fer rouge, on peut, dans les rhumatismes, les névralgies et dans les affections chroniques, électriser les parties malades, superficiellement ou profondément, sans faire éprouver au malade antre chose qu'un simple frôlement ou un peu de chatouillement pour graduer ensuite d'une manière insensible et appropriée à la susceptibilité de ses organes ou de sa constitution. (Voir notre ouvrage intitulé : *Electricité, galvanisme et magnétisme appliqués aux maladies nerveuses et chroniques.*)

plus aucun signe de vie, nous appliquions les courants électro-magnétiques sur l'un d'eux, et souvent il suffisait de quelques minutes pour le rendre à la vie, tandis que le second abandonné à lui-même restait dans son état d'insensibilité, et finissait par mourir définitivement.

Nous avons l'intime conviction qu'en agissant ainsi désormais sur les asphyxiés par submersion, par le charbon et dans tous les autres cas de léthargie ou de syncope, on obtiendra souvent des retours à la vie tout à fait inespérés.

On lit dans un recueil scientifique (*The American Journal of science*) l'observation suivante :

Le docteur Strong, appelé pour donner des soins à un individu noyé, ne put les commencer qu'une demi-heure après l'événement. La face était noire, la respiration et le pouls n'existaient plus, et autant qu'on pouvait en juger la vie était complétement éteinte.

Le malade fut frotté avec de la flanelle et placé dans un lit chaud pendant qu'on insufflait de l'air dans la poitrine. Ce moyen paraissant devoir être infructueux, il fit passer deux ou trois courants galvaniques par les épaules, et le malade poussa aussitôt un soupir convulsif qui se répéta trois ou quatre fois, puis intervint une palpitation manifeste du cœur. Ces moyens furent continués pendant quelques minutes, et le patient put avaler un peu de cordial chaud. Le lendemain, il fut reconduit à sa famille parfaitement guéri.

Cury rapporte aussi un fait non moins intéressant :

Un jeune homme tomba dans une cour de la hauteur du deuxième étage et fut relevé mort en apparence. Un chirurgien lui donna ses soins, et leur inutilité lui fit prononcer qu'il était réellement mort. Un homme instruit le soumit à l'électricité et lui donna des chocs légers. Au quatrième, on aperçut quelques signes de vie, et, en continuant ce moyen pendant quelque temps, on parvint graduellement à rétablir l'enfant, au point que deux heures après il était en état de marcher.

Nous croyons utile de reproduire ici un article de notre Traité de l'électricité, galvanisme et magnétisme, appliqués aux maladies nerveuses et chroniques.

Asphyxie par l'éther ou par le chloroforme.

Si le chirurgien comprime les émotions qui pourraient compromettre le succès de ses opérations, il ne reste pas pour cela insensible aux douleurs de ses semblables. Aussi de tout temps les praticiens ont-ils cherché le moyen d'épargner les angoisses de la souffrance aux malheureux qui devaient subir quelque mutilation.

M. Jackson, de Boston, en étudiant les propriétés de l'éther sulfurique, eut, en octobre 1846, la gloire et le bonheur de résoudre cet important problème. Grâce à cette découverte si précieuse pour l'humanité, les opérations les plus graves, les amputations du bras, du sein, de la cuisse, les réductions de fractures et luxations, etc., se font aujourd'hui sans que le malade ressente la plus légère douleur.

L'opération terminée, il se réveille avec calme, ne veut pas croire qu'elle soit faite, et avant d'en exprimer au médecin toute sa satisfaction et sa reconnaissance, il a besoin de voir, de toucher lui-même sa plaie béante et encore insensible.

Le chloroforme reproduit chaque jour de semblables merveilles, et la douleur ne sera plus désormais qu'un vain mot dans les opérations les plus terribles.

Toutefois, il faut le dire, on a eu à déplorer quelques faits malheureux d'asphyxie mortelle par le chloroforme. Faut-il en attribuer la cause à l'inexpérience de l'opérateur, à la mauvaise qualité de l'agent employé, ou bien ne serait-elle pas plutôt due à l'épuisement nerveux produit par l'attente d'une opération chez des personnes très-irritables, ou à une lésion organique du cœur? Quoi qu'il en soit, on voit que l'emploi de ce moyen héroïque demande certaines précautions.

Rien ici-bas n'est parfait. Quelques insuccès doivent-ils faire rejeter la chloroformisation? non certes. Les tortures affreuses, les souffrances intolérables qui accompagnaient autrefois les opérations n'entraînaient-elles pas bien plus souvent la mort? N'avons-nous pas vu des malheureux être pris de convulsions terribles et mourir d'épuisement; ce qui faisait dire à Dupuytren que les sources de la sensibilité s'épuisent comme celles du sang.

Bien plus, on peut aujourd'hui, au moyen des courants électro-magnétiques, rappeler immédiatement à la vie les personnes asphyxiées par l'éther ou par le chloroforme. C'est M. le docteur Abeille (*Mémoire de l'Académie des Sciences*, 1850) qui le premier a eu l'idée de cette utile application. Ses expériences, que nous avons répétées nous-même sur les animaux et sur l'homme, nous ont montré que l'action des courants électriques rappelait aussitôt la sensibilité et le mouvement dans les membres engourdis par le chloroforme, et réveillait bien vite le malade de son assoupissement.

Il serait donc bien important que désormais le chirurgien prît ses mesures en conséquence, afin d'agir immédiatement si l'occasion s'en présentait. Le galvanisme, les courants électro-magnétiques sont le plus sûr moyen, le seul réellement efficace de rappeler à la vie, et ce serait une faute blâmable, lorsqu'on les a à sa disposition, de perdre un temps précieux à l'essai de tout autre remède.

www.ingramcontent.com/pod-product-compliance
Ingram Content Group UK Ltd.
Pitfield, Milton Keynes, MK11 3LW, UK
UKHW031728170726
13836UKWH00002B/509